SUR LA FORMATION

DE

L'HYDROGÈNE SULFURÉ

DANS L'ORGANISME

A LA SUITE DE L'INGESTION DE QUELQUES MÉDICAMENTS

PAR

J. De REY-PAILHADE

INGÉNIEUR CIVIL DES MINES

DOCTEUR EN MÉDECINE

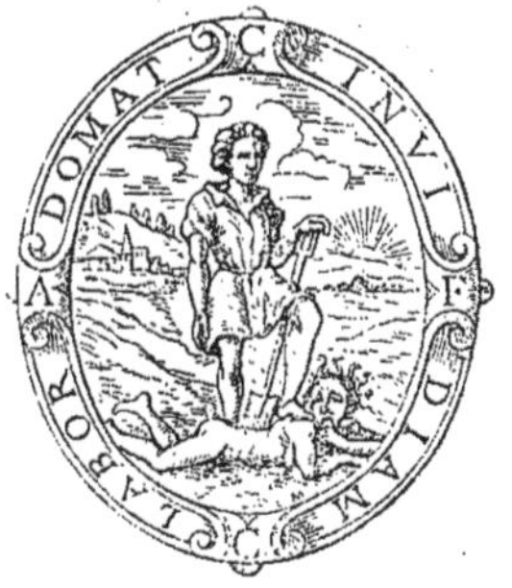

MONTPELLIER

CAMILLE COULET, LIBRAIRE-ÉDITEUR

LIBRAIRE DE LA BIBLIOTHÈQUE UNIVERSITAIRE, DE L'ÉCOLE NATIONALE D'AGRICULTURE ET
DE L'ACADÉMIE DES SCIENCES ET LETTRES,
5, GRAND'RUE, 5.

PARIS

ADRIEN DELAHAYE & E. LECROSNIER, LIBRAIRES-ÉDITEURS
Place de l'École-de-Médecine, 23.
1885

SUR LA FORMATION

DE

L'HYDROGÈNE SULFURÉ

DANS L'ORGANISME

A LA SUITE DE L'INGESTION DE QUELQUES MÉDICAMENTS

SUR LA FORMATION

DE

L'HYDROGÈNE SULFURÉ

DANS L'ORGANISME

A LA SUITE DE L'INGESTION DE QUELQUES MÉDICAMENTS

PAR

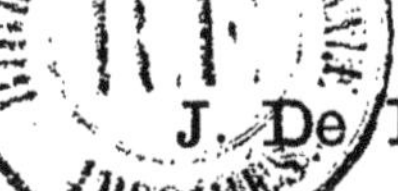

J. De REY-PAILHADE

INGÉNIEUR CIVIL DES MINES

DOCTEUR EN MÉDECINE

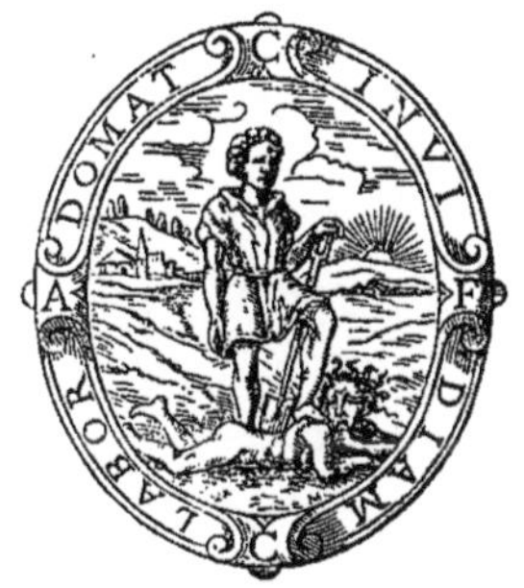

MONTPELLIER

CAMILLE COULET, LIBRAIRE-ÉDITEUR

LIBRAIRE DE LA BIBLIOTHÈQUE UNIVERSITAIRE, DE L'ÉCOLE NATIONALE D'AGRICULTURE ET
DE L'ACADÉMIE DES SCIENCES ET LETTRES,
5, GRAND'RUE, 5.

PARIS

ADRIEN DELAHAYE & E. LECROSNIER, LIBRAIRES-ÉDITEURS
Place de l'École-de-Médecine, 23.
1885

INTRODUCTION.

L'année dernière, en examinant un liquide extrait par ponction
de la cavité abdominale, nous avons été frappé de l'odeur d'hydrogène sulfuré qui s'en exhalait. Cette observation, rapprochée des
propriétés particulières que possède l'hydropisine, matière albuminoïde généralement contenue dans la sérosité de l'ascite, nous
donna l'idée de faire une étude détaillée de l'Hydrogène sulfuré.
Ces recherches ont été le point de départ du travail que nous pré-
sentons pour notre Thèse inaugurale.

Une histoire complète de l'Hydrogène sulfuré aurait exigé des
développements beaucoup trop considérables pour notre Mémoire ;
nous ne traitons que : « De la formation de l'Hydrogène sulfuré
dans l'organisme après l'ingestion de quelques médicaments ».

Nous ne nous sommes pas contenté d'écrire un résumé des
travaux publiés sur ce sujet, nous avons fait des expériences pour
éclaircir certains points.

Nos essais sur la fermentation de l'amidon en présence du soufre
étaient déjà commencés, quand nous eûmes connaissance des intéressantes recherches de Regensburger sur le passage du soufre dans
l'organisme et de ses idées sur la combinaison du soufre avec les
matières albuminoïdes en voie de décomposition. Cet auteur n'ayant
fait que des essais qualitatifs, nous nous sommes attaché à faire
des analyses quantitatives pour tâcher de résoudre complètement
la question.

Notre travail se divise en quatre chapitres :

Le premier traite de l'Hydrogène sulfuré dans l'organisme à

l'état physiologique et pathologique, ainsi que de son mode de production dans le tube digestif.

Dans le deuxième, nous décrivons nos expériences personnelles après un résumé des idées des anciens auteurs sur le mécanisme de l'absorption du soufre pris à l'intérieur.

Nos expériences se divisent en deux séries :

Dans la première, nous étudions l'action du soufre sur des solutions étendues des principaux sels alcalins de l'organisme ;

Dans la seconde, nous examinons qualitativement et quantitativement la transformation en hydrogène sulfuré du soufre en nature mis au contact de certaines matières organiques en voie de fermentation.

Le troisième chapitre a rapport à la formation de l'Hydrogène sulfuré dans l'organisme à la suite de l'ingestion de sulfures alcalins. Nous y montrons que l'absorption d'hyposulfites alcalins doit, dans certains cas, produire de petites quantités d'hydrogène sulfuré.

Dans le quatrième, on trouvera l'exposé des transformations que subit l'acide sulfhydrique au contact des matières de l'intestin.

Qu'il nous soit permis, avant d'aborder notre sujet, de remercier M. le professeur Engel et M. Ville, professeur agrégé, des bons conseils qu'ils nous ont donnés dans plusieurs circonstances.

SUR LA FORMATION

DE

L'HYDROGÈNE SULFURÉ

DANS L'ORGANISME

A LA SUITE DE L'INGESTION DE QUELQUES MÉDICAMENTS

CHAPITRE PREMIER.

De l'Hydrogène sulfuré dans l'organisme à l'état physiologique et pathologique.

L'Hydrogène sulfuré existe normalement, à l'état physiologique, parmi les gaz du gros intestin des organismes animaux.

On doit à Ruge et à Marchand des analyses des gaz du gros intestin chez l'homme.

Le tableau suivant donne des moyennes de nombres concordants :

	VIANDE.	LÉGUMES.	LAIT PUR.	Alimentation MIXTE.
Acide carbonique........ ..	11,50	29,30	12,94	44,5
Hydrogène...............	1,92	1,58	49,05	25,8
Azote...................	56,10	20,57	37.55	14,0
Hydrogène sulfuré..				1,0
Oxygène...............				
Hydrogène protocarboné....	30,48	48,55	0,46	15,5
	100, 00	100, 00	100, 00	100,80
		Ruge.		Marchand.

Marchand a trouvé 1 °/₀ d'hydrogène sulfuré avec une alimentation mixte ; Ruge au contraire n'en signale pas. On remarque
que le régime lacté augmente beaucoup la proportion d'hydrogène excrété ; cet hydrogène est dû aux *fermentations* qui se dé-
veloppent dans l'intestin sous l'influence du lait.

Planer a analysé les gaz du gros intestin chez le chien. L'hydrogène sulfuré y existe généralement.

Nous donnons ci-dessous trois analyses de cet auteur.

	6 jours de régime animal, 2 h. après le repas.	4 jours de régime animal, 5 h. après le repas.	4 jours de régime avec légumineuses.
Acide carbonique...	74,19	98,17	65,13
Hydrogène.........	1,41	»	2,87
Azote............	23,60	»	5,90
Hydrogène sulfuré.	0,77	1,3	»
Oxygène..........	0,63	»	»

La deuxième analyse est remarquable par l'absence de l'hydrogène et de l'azote ; l'hydrogène sulfuré y est en forte proportion.

D'après ces analyses, on peut admettre qu'il existe toujours une
petite quantité d'acide sulfhydrique gazeux dans le gros intestin.

M. Chevillot a étudié les gaz intestinaux dans les divers états
morbides ; il y a trouvé les mêmes gaz qu'à l'état physiologique,
mais avec des proportions différentes. L'Hydrogène phosphoré
s'y est rencontré en outre quelquefois.

Les mauvaises digestions produisent souvent l'hydrogène sulfuré et l'hydrogène phosphoré.

On a trouvé beaucoup d'hydrogène sulfuré dans les cas d'ic-
tère grave et chaque fois que la bile ne coule pas dans l'intestin ; mais ce gaz n'existe quelquefois qu'en très faible proportion
dans les sécrétions gazeuses intestinales, parce qu'il est résorba-
ble dans les diverses portions de l'intestin grêle et du gros intestin. Cependant, chez les cholériques, où la sécrétion biliaire
est supprimée, on a constaté l'absence d'hydrogène sulfuré et

de tout gaz dans toute l'étendue du tube digestif ; le contenu intestinal est évacué si rapidement qu'il n'y a presque pas de fermentation, partant peu de gaz.

Dans les cas d'occlusion intestinale, la partie supérieure de ce viscère se distend énormément sous l'influence de la grande quantité de gaz produits.

L'hydrogène sulfuré a été signalé dans la panse des ruminants *météorisés*.

Les gaz traversant la muqueuse de l'intestin dans des proportions différentes suivant leur nature et suivant l'état nerveux de l'organisme, il est aisé de comprendre que la production des gaz n'est pas en corrélation intime avec les quantités indiquées par l'analyse.

Züntz (de Berlin) a communiqué l'année dernière les résultats d'intéressantes recherches sur cette délicate question de l'absorption. D'après cet auteur, les gaz produits dans l'intestin sont absorbés par le sang, entrent dans le torrent circulatoire et sont enfin excrétés par les poumons. Il ne faut donc jamais négliger d'analyser l'air expiré pour connaître la production gazeuse.

L'hydrogène sulfuré, qui subit dans l'organisme de profondes modifications, n'est éliminé que très partiellement par les poumons.

Il est certain qu'à l'état physiologique et pathologique, le gaz sulfhydrique provient de la décomposition spontanée du contenu de l'intestin.

Quand les matières albuminoïdes qui entrent dans la composition des aliments de tous les animaux subissent la décomposition putride, il y a en effet dégagement de gaz hydrogène, hydrogène sulfuré, hydrogène protocarboné, hydrogène phosphoré, etc.. Tous ces produits se trouvent effectivement dans les gaz du gros intestin, comme le montrent les analyses que nous avons rapportées.

MM. E. Mathieu et Urbain ont prouvé que le pus renfermait de l'hydrogène et du sulfure d'ammonium ; on n'y a pas trouvé d'oxygène libre.

Dans le liquide purulent d'une ascite, recueilli à l'aide d'un aspirateur Dieulafoy, nous avons reconnu l'odeur d'hydrogène sulfuré libre. L'ascite était symptomatique d'une péritonite tuberculeuse survenue à la suite de couches chez une jeune Espagnole. Nous avons attribué cette odeur, qui a été reconnue par plusieurs assistants, à la diffusion d'une petite quantité d'hydrogène sulfuré de l'intestin dans le liquide ascitique. Nous avons examiné depuis un certain nombre de liquides extraits de la cavité abdominale, mais aucun ne répandait une pareille odeur.

Le pus qui séjourne à l'air peut subir quelques altérations, devient acide ou très alcalin, ou même se putréfie sous l'influence des vibrions ; il dégage alors de l'hydrogène, de l'ammoniaque, de l'hydrogène sulfuré et de l'hydrogène phosphoré.

CHAPITRE II.

Sur la formation de l'Hydrogène sulfuré à la suite de l'ingestion du soufre.

Le soufre, qui est peu usité de nos jours pour l'usage interne, était très employé autrefois. Les anciens médecins en font mention depuis Dioscoride et Pline, et constatent les services considérables qu'il peut rendre dans le traitement d'affections redoutables.

Cet agent produit deux effets différents suivant la manière et la quantité dont on l'administre.

Pris à la dose de 4 à 8 gram. par jour par un homme adulte, mais en fractionnant les prises, le soufre produit des phénomènes d'excitation générale.

Quand on l'administre à la dose de 8 à 10 gram. en une seule fois, le soufre agit comme purgatif mécanique, comme laxatif doux, sans provoquer de coliques.

On l'a utilisé contre la phtisie, sous forme de tablettes à base de soufre, dont la composition se trouve indiquée dans le Codex; ces tablettes, qui renferment chacune 10 centigr. de soufre, se prennent à la dose de 8 à 10 par jour. On l'emploie surtout dans la phtisie torpide avec expectoration abondante chez les sujets atteints de scrofulose.

Ce médicament paraît produire les mêmes effets que les inhalations d'acide sulfhydrique faites, soit dans les salles des établissements d'eaux sulfurées, soit dans les salles où l'on mélange de l'air et de l'hydrogène sulfuré, comme le fait Cantani à Vienne.

On s'est servi du soufre avec succès contre les bronchites chroniques.

Smitjan l'a préconisé contre la dysenterie; son action est comparable à celle des eaux sulfurées.

Le soufre a été considéré comme un des meilleurs médicaments contre la scrofulose jusqu'au moment de la découverte des propriétés de l'iode. Sous son influence, les dermatoses strumeuses, ainsi que la scrofule ganglionnaire et pulmonaire, sont avantageusement modifiées.

Wan Swieten, Barthez, etc., l'ont préconisé contre les rhumatismes articulaire, subaigu et chronique, à cause de ses propriétés sudorifiques assez puissantes.

Le soufre est un des meilleurs agents à employer pour la cure des dermatoses d'origine scrofuleuse et parasitaire.

Pour les manifestations scrofuleuses à l'état chronique, il faut l'employer à l'intérieur; il est au contraire appliqué à l'extérieur pour les maladies parasitaires. On l'emploie de nos jours sous forme de mellite dans le traitement des coliques saturnines.

Son action contre l'intoxication mercurielle paraît douteuse.

On distingue, en thérapeutique, trois états principaux du soufre :

1° Le *soufre sublimé*, qui jouit de propriétés irritantes et qui convient aux usages externes.

2° *La fleur de soufre lavée*, qui s'emploie surtout pour l'usage interne.

3° Le *soufre précipité* ou *magister de soufre*, qui se trouve dans un très grand état de division. Gubler recommande tout spécialement cette variété pour l'usage interne.

Nous allons maintenant étudier les modifications chimiques que subit ce métalloïde pris à l'intérieur.

On sait depuis longtemps que le soufre ingéré par les voies digestives pénètre dans le torrent circulatoire.

Il y a un siècle, Desbois de Rochefort, dans son Cours de Matière médicale, affirme qu'après l'usage du soufre, les urines, la transpiration, l'haleine, ont une odeur sulfuré. « Ainsi, il est prouvé, dit-il, que le soufre en substance passe dans les secondes voies, non seulement par sa volatilité, mais encore parce que la bile, qui est une humeur aqueuse en partie huileuse, a la puissance de le dissoudre. »

Ce passage est remarquable par la précision avec laquelle Desbois indique l'idée d'une action de la bile sur le soufre.

En 1808, Alibert, qui a beaucoup employé le soufre, le considère comme un stimulant du système exhalant, mais il n'explique pas par quel mécanisme il pénètre dans l'organisme. Le passage suivant indique cependant qu'il pensait que le soufre agit comme l'hydrogène sulfuré.

« L'excellence de ce remède (le soufre) est attestée même par l'antiquité, et l'ange de l'Écriture qui agite les eaux de la piscine aussitôt que le lépreux y est entré, ne rappelle-t-il pas au chimiste éclairé le mécanisme auquel on a souvent recours pour favoriser l'ascension du gaz hydrogène sulfuré ? »

Dans son Traité élémentaire de Matière médicale, publié en 1819, Barbier dit : « On retrouve les molécules sulfureuses dans les humeurs excrétées du corps, où, par suite *sans doute* des combinaisons qu'il contracte avec la partie alcaline de nos humeurs, il communique à ces dernières une odeur d'hydrogène sulfuré. L'air qui sort des poumons, la sueur, le lait, etc., deviennent fétides pendant l'usage de cette substance ».

Vingt-cinq ans après, Laveran et Millon, dans un Mémoire sur le passage de quelques médicaments dans l'économie animale et sur les modifications qu'ils y subissent, disent à propos du soufre :

« L'administration du soufre nous a fourni des résultats négatifs. Il ne paraît se brûler ni même pénétrer en aucune façon dans l'économie. En employant les moyens analytiques les plus propres à le déceler, quelle que fût sa combinaison, il a été impossible de le découvrir. A la suite de quatre ingestions faites dans une bonne disposition d'absorption, les urines ne contenaient que la proportion normale d'acide sulfurique. »

Malgré leur habileté, ces savants expérimentateurs n'avaient pas fait assez d'expériences pour conclure d'une façon aussi formelle.

En Angleterre, Griffith et Bence Jones s'occupent de nouveau de la question, sans résultats positifs.

Andreas Krause reprend cette étude en 1853 et publie les résultats de ses recherches dans sa Thèse inaugurale « *De transitu sulfuris in urinam*. Dorpat ». Il montre d'une manière positive que le soufre pris à l'intérieur passe dans l'organisme et est excrété par les reins à l'état d'acide sulfurique combiné.

Enfin en 1876, Regensburger publie son Mémoire sur l'excrétion de l'acide sulfurique par les urines après l'ingestion du soufre finement divisé. Il émet dans ce travail une idée tout à fait neuve sur le mécanisme de la fluidification de ce métalloïde. Le soufre se combinerait avec les produits qui se dégagent des matières albuminoïdes en voie de décomposition putride.

D'après M. Gübler, le soufre pris à l'intérieur, en nature, à la dose de 8 décigr. à 1 gramme par jour, ne donne lieu à aucun phénomène bien appréciable ; on le retrouve en partie dans les matières fécales ; les selles et les gaz intestinaux ont seulement une odeur plus fétide, une odeur d'hydrogène sulfuré.

Suivant certains auteurs, Barbier, Krause, Gübler, etc., l'absorption du soufre par la muqueuse des voies digestives s'explique par sa transformation en sulfure de sodium ou de potassium en présence des liquides alcalins de l'économie.

Gubler dit dans ses Commentaires : « C'est ce qui a lieu dans la cavité buccale au contact de la salive, dans le duodénum en présence de la bile et du suc pancréatique, ainsi que dans les cavités séreuses, sur les plaies exhalant de la sérosité ou du pus alcalin. »

Afin de nous éclairer, nous avons cherché à décomposer les phénomènes qui se passent dans des liquides aussi complexes. Nous avons d'abord examiné les réactions qui se produisent quand on chauffe à 40° du soufre en fleur avec des dissolutions de sels qui se trouvent dans l'organisme ou que l'on emploie en thérapeutique.

Nos expériences ont été faites dans des flacons de verre bien bouchés et trempant jusqu'au col dans de l'eau maintenue à la température de 38°-40°. Les essais ont été exécutés avec 1 gram. de fleur de soufre et 1 gram. de sel dissous dans 125 gram. d'eau, contenance de nos flacons ; le mélange était fréquemment agité.

La solution aqueuse de potasse ou de soude caustique (Na OH) fournit rapidement du sulfure de potassium ou de sodium reconnaissable à la couleur noire que prend un sel de plomb ajouté à la liqueur.

L'eau de chaux médicinale exige près de douze heures pour donner une légère teinte noire avec un sel de plomb.

D'après Brunner, le gaz ammoniac est absorbé par la fleur de soufre lavée et séchée ; on obtient à chaud de l'azote et du sulfure d'ammonium. La solution aqueuse d'ammoniaque ne commence à se combiner au soufre qu'à la température de 75°.

La température relativement basse à laquelle s'effectue cette combinaison nous a fait faire des recherches pour savoir si l'ammoniaque se dégageant d'une combinaison ne s'unirait pas au soufre à la température de 40°.

Les essais ont été faits de la manière suivante :

Dans un verre chauffé au bain-marie, on dissout un gramme de sulfate d'ammonium dans une petite quantité d'eau, dans laquelle on délaye de la fleur de soufre ; un deuxième verre contenant beaucoup d'eau de baryte est chauffé à 40°. Lorsque les deux liquides ont atteint 40°, on verse l'eau de baryte dans le verre de la solution ammoniacale. Il se forme un précipité de sulfate de baryum qui se rassemble petit à petit au fond du vase, en entraînant une partie du soufre ; le liquide répand une odeur d'ammoniaque libre. La liqueur filtrée, traitée par un sel de plomb, n'a pris aucune teinte brune.

Nous avons répété plusieurs fois cette expérience, non seulement avec de la fleur de soufre, mais aussi avec du soufre précipité qui se trouve dans un plus grand état de division. La liqueur filtrée n'a jamais renfermé du sulfure d'ammonium, ou du moins il était inappréciable.

Les matières protéiques qui se décomposent dégagent de l'ammoniaque libre et combinée aux acides carbonique et sulfhydrique.

Nous examinons plus loin la question de la combinaison du soufre avec l'ammoniaque libre qui se produit pendant la putréfaction des matières albuminoïdes.

Cinq grammes de carbonate de sodium cristallisé et 1 gramme de soufre n'ont pas donné traces de composé sulfuré, après trente-six heures de chauffage à 40°.

Nous avons aussi essayé l'action du soufre sur le carbonate de sodium, en présence de la glycérine, qui dissout ces deux corps. Il n'y avait pas de sulfure de sodium après quatre jours de digestion à 40°. La combinaison s'effectue vite vers 75°.

Le mélange, axonge, carbonate de potassium et soufre, qui entre dans la composition de la pommade d'Helmerich ne fournit pas de composé sulfuré à 40°. Il ne dégage pas d'hydrogène sulfuré après une longue exposition à l'air, à la température ordinaire.

La fleur de soufre est sans action sur une solution de phosphate de sodium ordinaire et même sur une solution de phosphate trisodique.

L'urate neutre de potassium dissous dans de l'eau et le soufre ne donnent du sulfure de potassium que vers 80°.

Le sulfocyanate de potassium, dont on admet l'existence dans la salive, n'est pas attaqué par la fleur de soufre, après plusieurs jours de chauffage à 40°. Il se forme un sulfure alcalin à 75°.

Les chlorures alcalins n'éprouvent, bien entendu, aucune modification.

Ces expériences montrent qu'à la température physiologique de 40°, le soufre ne réagit sur aucun des principaux sels alcalins contenus dans l'organisme.

Les résultats ont été les mêmes avec le carbonate d'ammonium, le carbonate de calcium, les tartrates neutres et le stéarate neutre de sodium (savon).

M. Cloez a prouvé qu'on obtenait de l'hydrogène sulfuré en soumettant du soufre libre tenu en suspension dans l'eau à l'action de l'hydrogène naissant obtenu par la décomposition de l'acide chlorhydrique à l'aide d'un métal, aluminium, zinc ou fer. Le soufre insoluble donne plus d'hydrogène sulfuré que le soufre soluble, et l'aluminium plus que le fer et surtout que le zinc.

Il est aisé de se rendre compte que le zinc, l'acide chlorhydrique et la fleur de soufre des pharmaciens en dégagent d'une façon assez sensible. Comme il est assez difficile d'avoir du zinc parfaitement exempt de soufre, il faut opérer par comparaison, avec deux flacons de même grandeur, en employant les mêmes quantités de matière. En exposant au-dessus de l'ouverture des flacons des papiers imprégnés d'un sel de plomb, on constate que l'hydrogène produit dans le vase contenant du soufre entraîne de petites quantités d'hydrogène sulfuré noircissant le papier, tandis que l'hydrogène produit dans l'autre vase laisse le papier de plomb à peu près blanc.

La production d'acide sulfhydrique est incontestable, mais elle est petite.

Cette importante réaction nous a donné l'idée d'étudier l'action de l'hydrogène naissant produit par les fermentations et décompositions putrides sur le soufre libre.

Les travaux de nombreux expérimentateurs ont en effet prouvé que l'intestin est le siège de diverses fermentations. L'analyse des gaz du gros intestin nous a montré la grande quantité d'hydrogène libre que contient cette partie du tube digestif. Les excréments renferment des butyrates, des acétates et des lactates, qui proviennent de fermentations diverses.

D'ailleurs, Colin et Schiff ont prouvé que le sac intestinal saccharifie l'amidon avec une grande rapidité, et le glucose est ensuite transformé, d'après Frerichs, en acide butyrique.

2

MM. Reïsenfeld et Hoppe Seyler ont montré par des expériences directes, en injectant du sucre et de l'empois d'amidon
dans le rectum, que ces hydrates de carbone donnaient des acides acétique et propionique.

Quant à la cause de ces fermentations, on est disposé à admettre qu'elle réside dans l'introduction, par l'air et les aliments,
des ferments extérieurs. Les fermentations intestinales et les
fermentations *in vitro* auraient donc les mêmes causes et par
suite les mêmes résultats.

Nous avions commencé les expériences que nous décrivons
plus loin, lorsqu'en parcourant l'article Soufre de l'*Encyclopé-
die des Sciences médicales* de M. Dechambre, nous trouvâmes
que M. Regensburger avait émis l'idée que le soufre ingéré se
transformait en hydrogène sulfuré au contact des matières albuminoïdes en voie de décomposition. Ce gaz, agissant ensuite sur
les carbonates et phosphates basiques alcalins de l'intestin —
produirait des sulfures alcalins. — C'est une théorie différente
de celle de Barbier, Krause, Gübler, qui veut que le soufre ingéré donne directement des sulfures solubles au contact des sels
alcalins des sucs intestinaux.

L'analyse succincte du Mémoire de Regensburger, qui se trouve
dans la *Revue des Sciences médicales* de M. Hayem, ne mentionne
que les expériences physiologiques de cet auteur; elle ne cite
pas les autres faits sur lesquels M. Regensburger s'appuie pour
établir sa théorie.

Cet auteur prouve d'abord par des analyses d'urines de chiens
à qui il faisait ingérer du soufre précipité, que ce métalloïde
s'élimine par les reins, en partie à l'état de sulfate, en partie
à l'état de sel sulfoconjugué et autres composés sulfurés incon-
nus. Il a vu qu'en moyenne 1/10 du soufre ingéré passait par le
torrent circulatoire. Ces faits ressortent d'un grand nombre d'expériences faites avec beaucoup de précision. Le passage du sou-

fre avait lieu quand on donnait aux chiens des aliments exempts de graisse.

D'après Krause, il ne passe pas plus de soufre dans l'organisme des chiens qui prennent le soufre avec de l'huile, que dans ceux qui le prennent sans huile. L'influence des matières graisseuses susceptibles de dissou dre le soufre paraît donc nulle sur l'absorption de ce métalloïde.

La fin du Mémoire est consacrée à la description d'une série d'expériences *in vitro* faites par lui et divers expérimentateurs.

M. Erwin Voit a trouvé qu'un mélange d'acide chlorhydrique, de fibrine de sang, de pepsine et de soufre, maintenu deux jours à 40°, ne renferme ni acide sulfurique ni sulfure alcalin.

Une dissolution concentrée de bile cristallisée ne dissout pas le soufre.

Un mélange légèrement alcalin de blanc d'œuf et de soufre répand l'odeur d'hydrogène sulfuré au bout de deux jours ; le liquide additionné d'alcali prend une forte coloration bleue sous l'influence du nitroprussiate de sodium. Le blanc d'œuf sans soufre ne répand aucune odeur et ne se colore pas avec le nitroprussiate.

Du sérum de sang de chien, mêlé d'un lait de soufre avec un peu de soude étendue, donne au quatrième jour une coloration intense avec le nitroprussiate. Une expérience sans soufre ne produit rien.

Le lait alcalin chauffé à 40° avec du soufre donne de l'acide sulfhydrique dès le premier jour ; le lait acide exige quatre jours pour répandre l'odeur d'hydrogène sulfuré. Quand on n'ajoute pas de soufre, on ne perçoit rien pendant ce temps.

Pollaci a fait voir que la vigne et bien d'autres plantes saupoudrées de soufre dégagent beaucoup d'hydrogène sulfuré.

M. Regensburger conclut de ces divers essais qualitatifs, que le soufre en contact avec des substances albuminoïdes en voie de décomposition se transforme d'abord en hydrogène sulfuré, qui, au contact des sels alcalins basiques de l'intestin, donne ensuite des sulfures alcalins solubles. Mais cet auteur n'a pas recherché le mécanisme intime de la transformation du soufre en hydrogène sulfuré.

Voulant constater si l'hydrogène naissant produit par la décomposition d'un corps organique s'unissait au soufre libre, nous avons cherché à nous placer dans les conditions les plus simples et les plus précises. Nous nous sommes adressé pour ces raisons à l'empois d'amidon, qui au contact de matières azotées subit facilement la fermentation butyrique avec dégagement d'hydrogène.

L'empois d'amidon forme une masse gélatineuse, un peu visqueuse, tenant facilement en suspension les matières que l'on y ajoute pour produire les réactions. Cette circonstance, qui distribue les nouveaux corps engendrés dans toute la masse liquide, est très favorable à l'optimum d'activité des agents de la fermentation.

L'amidon joue enfin un grand rôle dans l'alimentation de l'homme.

PREMIÈRE EXPÉRIENCE.

Comme l'urine des diabétiques, qui contient du glucose, fermente facilement, nous avons d'abord abandonné à lui-même le mélange suivant :

Amidon sec.... 50 gram. cuit dans 1000 gram. d'eau.
Urine......... 100 — débarassée à chaud des sulfates par un excès de chlorure de baryum.
Craie en poudre. 25 gram.
Fleur de soufre.. 5 —

Après avoir agité et chauffé pendant deux jours à 40°, nous l'avons laissé au repos à la température de 10 à 12°. Vingt jours après, le liquide est recouvert d'une légère couche de moisissures ; on aperçoit des bulles de gaz dans la masse de l'amidon, qui s'est condensé au fond du vase.

L'odeur qui s'en exhale rappelle celle de l'urine putréfiée ; la réaction du liquide est très légèrement acide. En agitant la masse, il se dégage une forte odeur d'hydrogène sulfuré, et un papier à l'acétate de plomb exposé près du liquide est immédiatement noirci. Une petite quantité de liquide filtré ne prend aucune coloration sous l'influence du nitroprussiate de sodium ; mais dès qu'on y ajoute une goutte d'ammoniaque il se développe une belle teinte pourpre.

La quantité d'hydrogène sulfuré formé était si sensible que nous ne pouvions l'attribuer à la décomposition de la petite quantité de matière sulfurée contenue dans le mélange. Une partie du soufre ajouté avait donc dû se transformer en hydrogène sulfuré.

EXPÉRIENCE II.

Afin de nous mettre à l'abri de toute critique, nous avons fait des expériences comparatives.

Dans des vases de même dimension, on place des mélanges identiques d'eau, d'amidon cuit et de craie en poudre sans addition d'aucune autre matière. Après avoir agité fréquemment pendant deux jours, on ajoute dans l'un des vases 5 gram. de soufre pour 25 gram. d'amidon sec, puis les deux vases sont laissés au repos.

Au bout d'un jour, la température ambiante étant de 11°, un papier plombique exposé près de la surface du mélange contenant le soufre commence à prendre une teinte brune; deux jours après, en agitant la masse, le papier de plomb devient noir en quelques instants.

Le mélange sans soufre ne produit aucun effet sur le papier de plomb, même après une longue exposition à l'air.

EXPÉRIENCE III.

Nous avons fait un mélange de fleur de soufre et d'empois d'amidon cuit et exposé à l'air depuis quelques jours, sans addition d'aucune autre matière. L'acide sulfhydrique se produit au bout de deux ou trois jousr. Le liquide qui surnage devient bientôt acide et l'odeur d'hydrogène sulfuré diminue ; mais on rend de l'activité au mélange en l'alcalinisant par quelques gouttes d'une solution étendue de carbonate de sodium. En répétant plusieurs fois cette opération, on obtient un dégagement d'hydrogène sulfuré pendant plus de deux mois. Le liquide alcalin prend une légère teinte bleue sous l'influence du nitroprussiate de sodium, ce qui indique l'existence d'un sulfure alcalin.

L'amidon cuit sans soufre ne nous a pas donné trace de dégagement d'acide sulfhydrique, à la température ordinaire.

Les trois mélanges mis en expérience dégagent des gaz après un certain temps d'exposition à l'air. On s'en rend facilement compte en les plaçant dans des ballons qu'on munit d'un tube abducteur recourbé plongeant dans l'eau, au-dessous d'une éprouvette à gaz.

Les quantités de gaz dégagées sont faibles à la température ordinaire; mais, en maintenant les liqueurs à 40°, le dégagement est bien plus abondant.

L'amidon que nous avons employé était de l'amidon de riz, se présentant en colonnes prismatiques, ce qui est un gage de pureté. Il renfermait néanmoins une petite quantité de gluten, matière azotée dont il est difficile de le débarrasser complètement. Nous nous en sommes assuré en chauffant un peu d'amidon dans du réactif de Millon, qui a pris une teinte rose. On sait que le gluten des céréales, humecté d'eau et abandonné à lui-même se putréfie, dégage de l'acide carbonique, de l'hydrogène sulfuré, et se liquéfie sous l'influence des acides qui prennent naissance. Le gluten de riz ne fermenterait pas à la température ordinaire.

Comme, dans les expériences précédentes, nous avons opéré par comparaison et que le vase ne contenant pas de soufre ne dégageait pas d'hydrogène sulfuré, on peut déjà conclure que le soufre ajouté s'est combiné avec de l'hydrogène ou de l'ammoniaque fournis par une des substances du mélange.

La transformation du glucose, de la saccharose, etc., etc., en autres produits tels que acide lactique, acide butyrique, ne s'opère que sous l'influence de ferments spéciaux qui ont besoin de matières azotées pour se développer.

Une solution de glucose additionnée de matière protéique légèrement pourrie et de craie pulvérisée produit d'abord, sous l'influence du ferment lactique, de l'acide lactique qui se combine au carbonate de calcium ; puis le lactate de calcium, sous l'influence du vibrion butyrique, se transforme en butyrate de calcium avec dégagement d'hydrogène.

Les formules suivantes traduisent ces deux phénomènes :

$$C^6 H^{12} O^6 = 2 (C^3 H^6 O^3)$$
Glucose.   Acide lactique.

$$2 (C^3 H^6 O^3) = C^4 H^6 O^2 + 2 C O^2 + 4 H$$
Acide lactique.   Acide   Acide
butyrique. carbonique.

D'après Fitz, la dextrine et l'empois d'amidon ne fermentent qu'après leur saccharification sous l'influence des diastases fournis par les microbes.

Les bacilles *œthylicus* et *amylobacter* transforment facilement, à 40°, l'empois d'amidon en acide butyrique avec dégagement d'hydrogène.

Ces rapides explications nous montrent que les phénomènes qui se passent dans nos mélanges sont complexes.

Afin d'élucider le point que nous nous sommes proposé

d'étudier, nous avons fait de nouveaux essais et des dosages.

Huit gram. de gluten sec ont été finement pulvérisés, puis divisés en deux parts. Chacune d'elles a été mise en digestion dans 50 centim. cubes d'eau, avec un peu de carbonate de calcium.

L'un des mélanges a été additionné d'un peu de soufre. La température ayant été maintenue à 40°, ce n'est que le cinquième jour qu'il s'est développé un peu d'odeur d'acide sulfhydrique dans le vase contenant du soufre. Le lendemain et les jours suivants, un papier plombique exposé près de la surface ne prend qu'une légère teinte brune. Le liquide est un peu acide, malgré la présence de la craie. L'autre mélange ne dégage pas d'hydrogène sulfuré pendant ce temps.

Cette expérience prouve que le gluten en contact avec le soufre dégage un peu d'acide sulfhydrique, et que, malgré son peu d'importance, cette production ne doit pas être négligée.

Pour tâcher de résoudre la question de la combinaison du soufre, nous avons déterminé le poids de ce corps qui se transformait en composé sulfuré, gazeux ou volatil.

Après plusieurs essais, nous avons fait choix de la méthode consistant à précipiter le soufre de ces produits sulfurés formés à l'état de sulfure d'argent dans une solution ammoniacale d'azotate d'argent. L'ammoniaque sert à rendre plus facile l'absorption des produits sulfurés par la solution argentique.

Les équations des réactions sont :

$$2\,(Az\,O^3,\,Ag) + H^2\,S = 2\,(Az\,O^3,\,H) + Ag^2\,S.$$

Azotate d'argent. Hydrogène   Acide   Sulfure
sulfuré.   azotique.   d'argent.

$$2\,(Az\,O^3,\,Ag) + Az\,H^4,\,H\,S = Az\,O^3,\,Az\,H^4 + Az\,O^3,\,H + Ag^2\,S.$$

Sulfhydrate   Azotate   Acide
d'ammonium.   d'ammonium.   azotique.

Le sulfure d'argent formé peut être lavé et séché l'air sans inconvénient; il ne s'oxyde pas. On le recueille sur un filtre pesé d'avance après, dessiccation et on repèse le filtre et le précipité, parfaitement desséchés à 100°. On déduit le poids du soufre du sulfure d'argent par la formule $Ag^2S \times 0,129 = S$.

PREMIÈRE EXPÉRIENCE, AVEC DOSAGE DE L'ACIDE SULFHYDRIQUE.

Douze gram. d'amidon ont été cuits dans 250 gram. d'eau, puis mélangés avec 5 gram. de carbonate de calcium pur et 5 gram. de fleur de soufre.

La masse a été placée dans un ballon de telle grandeur que le liquide n'arrivât qu'un peu au-dessous du col.

Le ballon, bouché imparfaitement, a été chauffé pendant quatre jours à 40°. — Dans toutes nos expériences, il n'y a eu de chauffage effectif à 40° que quatorze heures par jour complet.

Le cinquième jour, nous remplaçons le bouchon plein par un bouchon percé de deux trous : dans l'un passe un tube plongeant jusqu'au fond du ballon ; dans l'autre est un tube coudé se reliant par un caoutchouc avec un système de deux tubes en U. Le caoutchouc est garni de coton, pour arrêter les gouttelettes de liquide qui pourraient être entraînées. Le dernier tube est en rapport avec un vase de Mariotte de deux litres faisant fonction d'aspirateur. A l'aide d'un caoutchouc et d'un robinet inférieur, on utilise tout le volume du flacon. L'eau qui s'écoule est reçue dans un ballon jaugé, pour mesurer exactement le volume d'air qui traverse tout le système.

On verse dans les tubes en U une solution fortement ammoniacale d'azotate d'argent. L'appareil étant monté, comme l'indique la Planche I, on fait fonctionner doucement l'aspirateur. L'air descend par le tube ouvert à l'extérieur, jusqu'au fond du ballon, puis remonte en traversant la masse d'amidon, la brasse et entraîne avec lui une partie de l'acide sulfhydrique. Une pince à vis placée sur le caoutchouc garni de coton sert à intercepter la communication entre le ballon et les tubes en U, quand l'aspirateur ne fonctionne pas. Au contact de la solution ammoniacale d'azotate d'argent, l'hydrogène sulfuré forme du sulfure d'argent noir, lourd, insoluble. Il ne se forme généralement de précipité que dans le premier tube.

Dans cette expérience, nous faisons passer 6 litres d'air bulle à bulle pendant deux heures ; puis on démonte l'appareil et on laisse reposer le précipité de sulfure d'argent. Nous le recueillons sur un filtre pesé d'avance. Après un lavage parfait, le filtre et le précipité sont séchés à 100° et pesés dans un tube bouché à l'émeri, après refroidissement complet.

Nous avons trouvé un poids de $0^{gr},036$ de sulfure d'argent, Ag^2S, ce qui correspond à $0^{gr},0045$ de soufre.

Le mélange amidonné est laissé au repos pendant quatre jours dans le ballon bouché, à la température ambiante de 13°, et on fait de nouveau passer 6 litres d'air.

Le nouveau poids de sulfure d'argent obtenu est de $0^{gr},088$, soit $0^{gr},0113$ de soufre.

Nous laissons de nouveau le tout au repos à la température ordinaire pendant quatre jours, et nous balayons de nouveau le mélange avec 6 litres d'air.

Le sulfure d'argent formé pesait $0^{gr},095$, soit $0^{gr},0122$ de soufre.

En additionnant les quantités de soufre obtenues dans les trois expériences, on trouve $0^{gr},0281$. Ce nombre montre clairement, sans avoir besoin d'aller plus loin, qu'une partie du soufre ajouté s'est transformée en hydrogène sulfuré. En effet, si tout l'hydrogène sulfuré dosé provenait du soufre contenu dans le gluten, il aurait fallu que l'amidon en contînt une quantité énorme. Le gluten ne renfermant pas plus de 1 °/₀ de soufre, l'amidon employé aurait dû contenir plus de $2^{gr},8$ de gluten, soit, pour 12 gram. d'amidon, une proportion de plus de 23 °/₀. Or, les farines des céréales les plus riches en gluten n'en contiennent pas plus de 11 °/₀ et les farines de riz 7 °/₀.

Afin d'être parfaitement fixé, nous avons soumis à l'analyse un échantillon de l'amidon dont nous nous sommes servi pour nos expériences. Ne pouvant faire cette opération avec notre outillage, nous l'avons confiée à MM. Maret et Delattre, chimistes compétents de Paris.

L'amidon pur ne renfermant pas d'azote, il a suffi de rechercher la proportion de ce corps contenu dans le produit employé pour calculer facilement le poids de gluten mélangé à l'amidon. On obtient en effet le poids d'une matière albuminoïde à l'état sec en multipliant par $6^{gr},5$ le poids d'azote qu'elle contient.

L'échantillon contenant $0^{gr},094$ pour % d'azote, 100 gram. d'amidon renfermaient donc $0^{gr},611$ de gluten.

D'après cela, les 12 gram. d'amidon employés dans notre expérience contenaient $0^{gr},0733$ de gluten et $0^{gr},00073$ de soufre, c'est-à-dire une quantité presque négligeable, à côté du poids de soufre fluidifié dans les trois expériences.

Après quatre jours de repos (la masse maintenue quatorze heures sur vingt-quatre à la température de 40°), nous faisons passer 6 litres d'air dans tout le système.

Ce 4° dosage donne un poids de $0^{gr},105$ de soufre d'argent, correspondant à $0^{gr},0135$ de soufre.

Le mélange est de nouveau mis au repos pendant quatre jours à la température de 40°. Nous constatons, à l'aide d'un tube abducteur plongeant dans l'eau, qu'il se produit une petite quantité de gaz non absorbables par l'eau. Le liquide est ensuite purgé de composé sulfuré par 6 litres d'air : nous obtenons un précipité de $0^{gr},138$ de sulfure d'argent contenant $0^{gr},0178$ de soufre. Après une période de vingt jours, dans cinq dosages, on constate donc qu'il s'est fluidifié $0^{gr},059$. Ce poids de soufre correspond à :

$0^{gr},063$ d'hydrogène sulfuré, représentant :

41 centim. cubes (1 litre d'hydrogène sulfuré pèse $1^{gr},53$).

Les dosages des gaz sulfurés produits ont été continués en

opérant comme précédemment, jusqu'au quarante-sixième jour d'expérience.

À partir du 5ᵉ dosage, la formation des produits sulfurés diminue progressivement.

Ainsi, le 6ᵉ dosage au vingt-quatrième jour fournit $0^{gr},092$ de sulfure d'argent, correspondant à $0^{gr},0119$ de soufre.

Le 7ᵉ dosage au vingt-huitième jour donne un précipité de $0^{gr},078$, soit $0^{gr},100$ de soufre.

Le 8ᵉ dosage, six jours après le précédent, au trente-quatrième jour, ne fournit qu'un précipité de $0^{gr},071$ de sulfure d'argent, correspondant à $0^{gr},0091$ de soufre.

Le 9ᵉ dosage a été fait le quarante-deuxième jour, après un repos de huit jours, à la température ordinaire ; le sulfure d'argent pesait $0^{gr},041$, soit $0^{gr},0052$ de soufre. Ce dosage nous montre que l'activité du mélange diminue beaucoup dès que la température n'est pas maintenue à 40°.

Le 10ᵉ dosage a été fait quatre jours après, au quarante-sixième jour d'expérience, la masse ayant été maintenue à 40° ; le précipité de sulfure d'argent pesait $0^{gr},069$, soit $0^{gr},0089$ de soufre.

Nos expériences montrent qu'il s'est fluidifié en quarante-six jours un poids de $0^{gr},1041$ de soufre, représentant $0^{gr},1100$ d'hydrogène sulfuré, c'est-à-dire 72 centim. cubes de ce gaz.

Ce chiffre ne doit être considéré que comme un minimum de l'hydrogène sulfuré formé, car il faut tenir compte des pertes et de la quantité de ce gaz qui s'est détruite en se combinant à l'oxygène dissous dans le liquide du mélange.

Le liquide, qui était neutre au commencement de l'expérience, devint très légèrement alcalin à la fin.

Après le 10ᵉ dosage, nous avons examiné le mélange au microscope, avec le concours de notre excellent ami M. Bidaud, professeur de chimie à l'École Vétérinaire de Toulouse.

En employant un fort grossissement, on apercevait quelques grains d'amidon et les autres éléments du mélange, soufre et carbonate de calcium. Entre ces substances, qui étaient immobiles, se trouvaient : 1º des ferments lactiques constitués par de petits articles étranglés sur le milieu et doués de mouvements de translation, ce ferment était assez abondant ; 2º quelques petits organismes en forme de baguettes cylindriques, isolées ou associées. Le corps de ces êtres s'ondulait quelquefois pendant qu'ils avançaient en glissant. C'était donc du ferment butyrique de M. Pasteur.

Le mélange a été soumis à une analyse qualitative sommaire.

La partie solide, séparée du liquide par filtration, s'est colorée en violet sous l'influence de l'iodure de potassium ioduré, ce qui indiquait la présence d'amidon non encore attaqué. Le liquide porté à l'ébullition n'a donné aucun précipité ; mais en l'additionnant de carbonate de sodium, il se formait un précipité de carbonate de calcium.

La liqueur de Fehling a décelé la présence d'une quantité notable de glucose ; enfin, le liquide soumis à la distillation, après avoir été acidifié par de l'acide phosphorique étendu, a fourni une petite quantité d'acide acétique et d'acide butyrique.

Comme expérience de contrôle, nous avons chauffé pendant huit jours, à 40º, un mélange de 12 gram. d'amidon avec 5 gram. de carbonate de calcium dans 250 gram. d'eau. Il ne s'est dégagé pendant toute la durée de l'expérience que des traces d'hydrogène sulfuré.

Si, au lieu d'amidon, on prend 12 gram. de mie de pain un peu rassis, avec 5 gram. de carbonate de calcium, on constate un petit dégagement d'hydrogène sulfuré dès le troisième jour. Ce résultat était facile à prévoir, car les farines renferment en moyenne de 9 à 10 %, de gluten, qui dégage de l'acide sulfhydrique.

Nous avons aussi constaté qu'un mélange de 12 gram. de mie de pain, de 5 gram. de soufre et de 5 gram. de carbonate de calcium, dégageait de fortes quantités d'hydrogène sulfuré, au bout de trois jours de chauffage à 40°.

DEUXIÈME EXPÉRIENCE AVEC DOSAGE.

Nous faisons un mélange de :

Eau...............................	250 gram.
Amidon..........................	12 —
Fleurs de soufre..................	5 —

Ce mélange, placé dans un ballon bouché, a été chauffé à la température de 40°.

Au bout de six jours, il répand une forte odeur d'hydrogène sulfuré, sa réaction est très nettement acide. Il est alors adapté à l'appareil de dosage et on fait passer 6 litres d'air dans le système. Le sulfure d'argent extrait pesait $0^{gr},042$, correspondant à $0^{gr},0054$ de soufre.

La masse est mise au repos pendant quatre jours à la tempé rature de 40°. Une aspiration de 6 litres d'air donne un précipité de $0^{gr},024$ de sulfure d'argent, soit $0^{gr},0031$ de soufre.

Six jours après, un nouveau dosage fournit $0^{gr},037$ de sulfure d'argent, soit $0^{gr},0046$ de soufre.

Un 4e dosage, au vingtième jour d'expérience, donne $0^{cc},023$ de sulfure d'argent, soit $0^{gr},003$ de soufre.

Le poids total de soufre fluidifié dans vingt jours d'expérience a été de $0^{gr},016$, représentant un volume de 12 centim. cubes d'hydrogène sulfuré.

Le mélange, abandonné au repos pendant huit jours à la température ordinaire, n'a fourni que des traces d'hydrogène sulfuré. Afin de constater si toute activité était épuisée, la masse a été chauffée de nouveau pendant six jours, mais elle n'a plus dégagé d'hydrogène sulfuré.

Le liquide est resté acide pendant toute la durée de l'expérience.

L'examen microscopique du mélange nous y a fait reconnaître quelques ferments lactiques.

Dans une autre expérience comparative, nous avons constaté que 12 gram. d'amidon cuit dans 250 gram. d'eau ne dégageaient que de très faibles traces d'hydrogène sulfuré, après six jours de chauffage à 40°. Le liquide était légèrement acide.

En opérant avec de la mie de pain et du soufre, on observe une formation sensible d'acide sulfhydrique, dès les premiers jours d'expérience, mais le liquide devient bientôt très acide et la production d'hydrogène sulfuré se ralentit beaucoup.

TROISIÈME EXPÉRIENCE AVEC DOSAGE.

Comme expérience pratique, nous avons fait fermenter 20 gram. de mie de pain qui correspondent à 12 gram. de farine sèche environ.

Le mélange se composait de :

Eau.....................	250 gram.
Mie de pain..............	20 —
Craie....................	5 —
Soufre.	5 —

La masse a été chauffée pendant deux jours à 40° dans un ballon bien fermé. Au moment de l'ouverture du flacon, après refroidissement à la températnre ordinaire, il s'est échappé un peu de gaz. Les gaz sulfurés, chassés par un courant d'air, ont fourni un précipité de $0^{gr},154$ de sulfure d'argent correspondant à $0^{gr},205$ de soufre ou 12 centim. cubes d'hydrogène sulfuré.

Le mélange chauffé de nouveau pendant deux jours à 40°, puis purgé par un courant d'air, a donné un poids de $0^{gr},219$ de sulfure d'argent, soit $0^{gr},0282$ de soufre ou 19,5 centim. cubes d'acide sulfhydrique gazeux....................

A partir de ce moment, les dosages sont faits chaque vingt-quatre heures.

Le troisième au cinquième jour d'expérience donne $0^{gr},170$ de sulfure d'argent.

Le quatrième au sixième jour a fourni $0^{gr},217$ de sulfure représentant 19 centim. cubes d'hydrogène sulfuré.

L'expérience n'a pas été poussée plus loin. La fluidification du soufre est aussi manifeste que dans les deux premiers essais, car en admettant 10 °/₀ de gluten dans la farine, la matière en expérience contenait $1^{gr},20$ de gluten renfermant $0^{gr},012$ de soufre, tandis que les quatre dosages indiquent un poids de $0^{gr},098$ de soufre gazéifié. Une forte proportion de matière albuminoïde augmente d'une manière très notable l'activité du phénomène.

Tableau récapitulatif de l'Hydrogène sulfuré formé.

I. Expérience avec de l'empois d'amidon additionné de soufre et de carbonate de calcium.

II. Expérience avec de l'empois d'amidon additionné de soufre seulement.

(L'Hydrogène sulfuré se calcule par la formule $H^2S = 0,137\,Ag^2S$.)

Nombre de jours d'expérience.	I. Hydrogène sulfuré en grammes.	II.
1		
2		
3		
4	0,0049	
5		
6		0,0056
7		
8	0,0169	
9		
10		0,0090
11		
12	0,0299	
13		
14		
15		

Nombre de jours d'expérience.	Hydrogène sulfuré en grammes.	
	I.	II.
16	0,0440	0,0141
17		
18		
19		
20	0,0630	0,0172
21		
22		
23		
24	0,0752	
28	0,0857	
34	0,0954	
42	0,1010	
46	0,1104	

DISCUSSION DES RÉSULTATS DE NOS EXPÉRIENCES.

Nos deux premières expériences avec dosages montrent clairement qu'une partie du soufre ajouté se fluidifie et que sa transformation s'effectue avec plus d'activité dans un milieu neutre que dans un milieu acide.

Le soufre et le carbonate de calcium ne réagissant pas l'un sur l'autre à la température de 40°, comme nous l'avons déjà vu, le phénomène est le même dans les deux expériences. Le carbonate de calcium ne fait que neutraliser l'acide au fur et à mesure de sa formation.

Les matières de l'intestin, qui présentent en général une réaction neutre, se trouvent donc dans d'excellentes conditions pour opérer la fluidification du soufre.

On trouve à la fin de l'intestin grêle et dans le gros intestin des substances alimentaires assimilables qui étaient en excès dans les aliments. C'est le plus ordinairement de la matière amylacée, des corps gras et quelques matières albuminoïdes.

L'intestin renferme donc les substances que nous avons employées pour nos expériences *in vitro*. Les phénomènes que nous avons constatés doivent aussi se produire dans le tube digestif.

On a vu que l'empois d'amidon, avec ou sans addition de carbonate de calcium, dégage de très petites quantités d'hydrogène sulfuré, quand on le chauffe plusieurs jours à 40°. C'est une preuve que la matière albuminoïde du mélange, le gluten, se résout en ses éléments, suivant les lois de la décomposition putride. Or, on sait qu'il se produit dans ce cas un dégagement d'hydrogène naissant et d'ammoniaque libre......

Le soufre ajouté se combine-t-il avec l'hydrogène ou avec l'ammoniaque qui se dégage de la matière protéique en voie de désorganisation ?

On a vu qu'il y avait formation d'hydrogène sulfuré dans des milieux acides: lait acide et soufre (Exp. de Regensburger) ; mélange d'amidon et de soufre ; mélange de gluten additionné de craie et soufre (Exp. personnelles).

Il est certain que, dans ces conditions, il ne peut y avoir combinaison que de l'hydrogène avec le soufre, car le liquide acide qui baigne intimement les matières en réaction sature immédiatement l'ammoniaque qui se forme.

Quand la putréfaction a lieu dans un liquide neutre ou alcalin, l'ammoniaque se dégage à l'état libre et combiné aux acides sulfhydrique et carbonique. Nous ignorons si l'ammoniaque qui se produit au contact du soufre donne directement du sulfure d'ammonium.

Nos expériences confirment celles de M. Regensburger ; mais prouvent-elles qu'il y a eu combinaison du soufre avec l'hydrogène produit par la fermentation butyrique de l'amidon ?

Nous croyons qu'elles nous permettent de répondre d'une manière affirmative.

Nous allons d'ailleurs en donner de suite des preuves tirées de la première expérience.

Lorsqu'on considère, d'une part la faible proportion de gluten, et d'autre part la quantité relativement considérable d'hydrogène sulfuré formé, il semble difficile d'admettre que l'amidon n'ait pas contribué à la fluidification du soufre. L'idée la plus naturelle est alors d'admettre que le soufre s'est combiné avec l'hydrogène naissant produit par la fermentation de l'amidon.

En effet, la science n'est pas encore exactement fixée sur la quantité d'hydrogène dégagé par les matières protéiques en voie de décomposition ; on sait cependant qu'il n'est jamais mis complètement en liberté. Or, en admettant que *tout* l'hydrogène —$0^{gr},0058$—du gluten contenu dans l'amidon —+ $0^{gr},0733$ — pût s'unir au soufre libre pour former de l'hydrogène sulfuré, il ne donnerait que $0^{gr},0997$ de ce gaz. Notre première expérience, avec dosage, indique un minimum de $0^{gr},1104$ d'hydrogène sulfuré. La différence en plus est de $0^{gr},0107$, mais la différence *réelle*, *vraie* doit être bien plus considérable.

Les produits de résolution des matières albuminoïdes contenant de l'acide lactique, de l'acide butyrique, acides qui se forment pendant la fermentation de l'amidon, il est permis de penser que l'hydrogène produit par l'amidon jouit des mêmes propriétés que l'hydrogène dégagé par les matières protéiques.

M. A. Henninger, le savant auteur de l'article *Fermentation*, dans le supplément du *Dict. de Chimie* de Wurtz, dit : « Dans les fermentations par réduction, la totalité de l'hydrogène n'est pas toujours fixée par la matière organique, une partie peut être mise en liberté ; c'est de l'hydrogène naissant qui, développé en milieu alcalin, peut provoquer des réactions par réduction comme le fait l'amalgame de sodium. Il transforme le sucre interverti en mannite, l'indigo en modification incolore ; il réduit les nitrates, mais il n'attaque pas les sulfates. »

L'opinion générale de cet auteur et les réactions qu'il cite sont pour nous une autre preuve que l'hydrogène naissant produit dans les fermentations par réduction peut se combiner au soufre libre, pour donner de l'hydrogène sulfuré, comme le fait l'hydrogène naissant produit par l'action de l'acide chlorhydrique sur un métal.

Dans le cours de ses recherches sur les bactéries, M. P. Miquel a découvert un microbe possédant la propriété de transformer en hydrogène sulfuré le soufre des albuminoïdes, le caoutchouc vulcanisé et même le soufre libre.

Ce vibrion, qui se rencontre en abondance dans l'eau d'égout, les eaux potables et même quelquefois dans les eaux pluviales, se présente en cellules allongées ou circulaires, d'un diamètre plus petit que 1 μ. Ce microbe, cultivé dans un milieu exempt de soufre, dégage de l'acide carbonique et de l'hydrogène ; mais si l'on ajoute du soufre libre, l'hydrogène sulfuré apparaît rapidement. M. Miquel en conclut que « l'hydrogénation du soufre n'est que le résultat d'une action secondaire, parfaitement distincte du phénomène de nutrition ».

Le savant bactériologue désigne ce phénomène sous le nom de *fermentation sulfhydrique*.

Ces faits, loin de venir à l'encontre de notre hypothèse de la combinaison du soufre avec l'hydrogène produit par les fermentations en général, lui donnent au contraire plus de force.

Il est possible que le vibrion butyrique produise un hydrogène se combinant moins facilement au soufre que l'hydrogène produit par le microbe de M. Miquel ; mais il n'y aurait dans cela rien que de comparable aux faits signalés par M. Cloez sur la différence d'action de l'hydrogène dégagé par divers métaux, sur le soufre soluble et sur le soufre insoluble.

Dans le tube digestif, le glucose, la saccharose, l'amidon et la dextrine, outre l'acide lactique qui en provient, peuvent donner lieu à la fermentation butyrique, quand ces corps sont en présence de matières albuminoïdes. Pendant les mauvaises digestions, le glucose subit un commencement de fermentation dans l'estomac avec production de gaz fétides.

Si ces matières qui fermentent sont au contact de soufre libre tenu en suspension dans le milieu, il y a combinaison et formation d'hydrogène sulfuré, comme nous l'avons prouvé.

Le mélange à parties égales de miel et de soufre lavé, qu'on emploie souvent pour le traitement des coliques saturnines, se trouve précisément dans ce cas. Le miel, en effet, se compose principalement d'un excès de glucose dextrogyre mélangé à d'autres sucres. Le mucus sécrété par les glandes mucipares de l'estomac et les débris des cellules épithéliales fournissent assez de matières albuminoïdes pour que la fermentation ait lieu.

Lorsqu'on chauffe un mélange de miel et de soufre, il ne se produit de l'hydrogène sulfuré qu'après une longue ébullition, pendant laquelle la température de la masse s'élève au delà de 150°. Ce mode de production d'hydrogène n'a donc rien de commun avec ce qui se passe dans les organismes.

Les matières albuminoïdes, en se putréfiant, dégagent de l'ammoniaque, de l'hydrogène, avec formation d'acides butyrique, formique, etc.

On sait par les expériences de Regensburger et par les nôtres sur le gluten, que ces matières donnent de l'acide sulfhydrique lorsqu'elles se décomposent en présence du soufre.

Voici une autre expérience qui permet de se rendre compte de la réalité de cette combinaison, sans faire de dosages.

On hache finement 100 gram. de viande fraîche maigre, dont on fait deux parts qu'on place dans des conditions identiques.

Deux jours après, quand elle commence à sentir, on les recouvre d'une même quantité d'eau. Dans l'un des vases, on ajoute 2 gram. de fleur de soufre et on attend de nouveau un jour; puis on expose au-dessus des liquides des papiers plombiques. Celui du vase renfermant le soufre noircit très rapidement, tandis que l'autre prend à peine une légère teinte brune. Cet effet se manifeste ainsi pendant plus d'une semaine.

Plus tard, lorsque ces matières albuminoïdes sont en grande

activité de putréfaction, elles dégagent naturellement de l'hydrogène sulfuré ; un essai qualitatif est alors insuffisant, il faut recourir à un dosage.

Un fait digne de remarque, c'est que la viande qui se putréfie sans addition de soufre répand une odeur bien plus infecte que la viande qui a été préalablement mélangée avec du soufre. Ces essais ont été faits à la température de l'atmosphère 13°.

La formation de l'hydrogène sulfuré, après ingestion de soufre, n'a généralement lieu que dans l'intestin grêle, où se produit la décomposition putride des matières albuminoïdes.

Nous concluons, des expériences qui précèdent, que le soufre ingéré ne se transforme pas directement en sulfure alcalin sous l'influence des sucs alcalins de l'intestin, mais se fluidifie sous l'influence des produits de décomposition des matières albuminoïdes alimentaires. L'amidon paraît intervenir dans la fluidification du soufre par le dégagement d'hydrogène produit par la fermentation butyrique.

L'hydrogène sulfuré formé pénètre en partie directement dans l'organisme, en partie après avoir subi quelques modifications que nous étudions plus loin. C'est grâce à ces transformations que le soufre produit les effets généraux dont nous avons dit quelques mots au commencement.

CHAPITRE III.

Sur la formation de l'Hydrogène sulfuré à la suite de l'ingestion de sulfures et d'hyposulfites alcalins.

Les sulfures alcalins préparés artificiellement sont peu employés à l'intérieur.

On utilise cependant les propriétés du sulfure de sodium, du trisulfure de potassium et du sulfure de calcium.

Les eaux minérales sulfurées, qui sont si abondantes dans les Pyrénées, sont au contraire très employées. Leurs applications sont les mêmes que celles que nous avons signalées pour le soufre.

Voici un aperçu des applications médicales de quelques-unes de ces eaux prises en boisson.

Parmi les eaux sulfurées sodiques :

Les Eaux-Bonnes s'utilisent dans le traitement de la phtisie, des affections pulmonaires ; elles sont efficaces pour le remontement des constitutions molles et lymphatiques.

Les eaux de la Preste s'emploient contre les névroses et les affections eczémateuses irritables.

Les eaux d'Aix-en-Savoie sont ordonnées pour les rhumatismes, la syphilis et les formes externes de la scrofule.

L'eau sulfurée calcique d'Enghien s'utilise contre les affections catarrhales d'origine lymphatique ou scrofuleuse, contre la phtisie et les affections herpétiques.

Les sulfures alcalins et alcalino-terreux — sulfures de potassium, de sodium, de calcium — qui constituent la partie essentielle des eaux sulfurées naturelles, sont décomposés à froid par tous les acides, tant minéraux qu'organiques ; il se forme un sel du métal et l'hydrogène sulfuré se dégage, $Na^2S + 2HCl$

$= 2NaCl + H^2S$. Les acides et les sulfures alcalins sont donc *incompatibles*.

Les eaux minérales sulfurées prises à l'intérieur subissent cette décomposition sous l'influence de l'acide chlorhydrique et de l'acide lactique libres de suc gastrique. L'hydrogène sulfuré mis en liberté communique son odeur caractéristique à l'haleine des personnes qui font usage de ces eaux.

Cette combinaison de l'acide avec le métal est instantanée quand l'acide est soluble, comme l'acide lactique, l'acide carbonique, etc.; mais quand on met en présence du sulfure de sodium et de l'acide urique en poudre fine dans une quantité d'eau insuffisante pour dissoudre cet acide, la décomposition n'est complète qu'après plusieurs jours de digestion.

En opérant à la température de 15° avec 2 gram. de monosulfure de sodium Na^2S et de l'acide urique en grand excès, 10 gram. dans 100 gram. d'eau, le mélange, à l'abri du contact de l'air et fréquemment agité, n'a plus donné de coloration violette avec le nitroprussiate de sodium qu'après trois jours révolus.

Si l'on ajoute à l'eau du phosphate de sodium, qui a la propriété de dissoudre l'acide urique, et qu'on maintienne la liqueur à 40°, la décomposition du sulfure de sodium est bien plus rapide; quelques heures suffisent.

Certains corps nommés bien à tort acides, comme le phénol ou acide phénique, l'acide pyrogallique, etc., sont sans action sur les sulfures alcalins : un mélange de solutions alcooliques de phénol et de monosulfure de sodium ne dégage pas de gaz et prend la teinte violette sous l'influence du nitroprussiate, même après un contact très prolongé.

L'eau décompose quelques sulfures à la température ordinaire ; il se produit un oxyde correspondant et de l'acide sulfhydrique ; les sulfures de calcium et de magnésium exigent une légère élévation de température. Ces deux corps ont été l'objet d'intéressantes recherches de la part de M. Béchamp, qui a le premier fait connaître la décomposition complète du monosulfure de magnésium par un excès d'eau. C'est sur cette propriété qu'on a proposé le monosulfure de magnésium anhydre comme préservatif du choléra, sous le nom d'*Anti-microbes Bravais*. Ce sel pris à petites doses dégagerait peu à peu d'une façon permanente le gaz sulfhydrique.

L'hydrogène sulfuré est assez faiblement uni aux métaux alcalins pour être chassé de ses combinaisons par les sels d'acides polyatomiques incomplètement saturés par une base, comme le phosphate monosodique, dont on admet l'existence dans le suc gastrique, l'urine. Nous l'avons vérifié en préparant du phosphate monosodique à l'aide du phosphate de sodium ordinaire versé dans de l'acide phosphorique jusqu'à ce que la liqueur précipitât par le chlorure de baryum, puis évaporant et faisant cristalliser.

Quelques liquides physiologiques des organismes animaux renferment des acides et des sels jouissant de propriétés acides ; il en résulte qu'ils décomposent partiellement les sulfures alcalins avec mise en liberté d'acide sulfhydrique. Le suc gastrique, l'urine, la sueur, sont généralement dans ce cas.

Le sang au milieu duquel baignent tous les tissus est le plus important des liquides physiologiques. D'une manière générale, le sang artériel est riche en oxygène et pauvre en acide carbonique ; le sang veineux présente des propriétés opposées, il contient beaucoup d'acide carbonique et peu d'oxygène.

D'après cela, il est aisé de comprendre que les sulfures alcalins sont modifiés d'une manière bien différente, suivant la qualité avec laquelle ils sont mis en contact. Le sang artériel les oxyde en partie à l'état de sulfates : on sait en effet que l'usage des eaux sulfurées augmente l'excrétion de l'acide sulfurique. Le sang veineux, par son acide carbonique, les décompose, avec formation de carbonate alcalin et dégagement d'hydrogène sulfuré.

Lorsque ce dernier phénomène se produit sur le vivant, il se traduit par un signe extérieur très manifeste. L'hydrogène sulfuré dégagé dans le système veineux est en effet entraîné mécaniquement par les flots d'acide carbonique qui s'échappent dans l'atmosphère à travers la muqueuse des alvéoles bronchiques. Un papier plombique exposé devant les narines de l'animal prend une teinte noire.

L'usage des hyposulfites en thérapeutique ne date que de 1832 (Kurz et Manuel); on les a conseillés dans l'infection purulente, la fièvre intermittente, la fièvre puerpérale, les maladies infectieuses, la fièvre typhoïde, la phtisie pulmonaire à la période de ramollissement et de la fonte des tubercules (Pietra-Santa).

Les hyposulfites alcalins pris à l'intérieur produisent probablement de petites quantités d'hydrogène sulfuré dans l'intestin grêle. Les acides faibles décomposant ces sels avec dépôt de soufre très divisé, les hyposulfites ingérés sont donc décomposés partiellement par les acides libres de suc gastrique, avec dépôt d'un peu de soufre. Deux expériences directes nous ont démontré que l'hyposulfite de sodium est décomposé à froid par l'acide chlorhydrique dilué dans 4,000 parties d'eau et par une solution de 1 cent. cube d'acide lactique de densité 1,17 dans un litre d'eau.

Giovanni, Ferrini et Pietra-Santa ont prouvé que les sulfites et les hyposulfites pris à doses thérapeutiques ne détruisent pas les ferments morbides, mais en arrêtent le développement en leur imprimant des modifications telles que l'économie peut résister à leur action.

Ces faits nous ont amené à faire des essais pour constater si ces sels empêchaient la transformation du soufre en contact avec les matières albuminoïdes en hydrogène sulfuré.

On fait cuire 5 gram. d'amidon dans 150 cent. cubes d'eau; puis, 5 gram. d'hyposulfite de sodium dissous dans une petite quantité d'eau, sont partiellement décomposés par quelques gouttes d'acide lactique et additionnés ensuite d'un peu de craie pulvérisée.

Le mélange de ces deux solutions dégage de l'hydrogène sulfuré au bout de quatre jours à la température ordinaire.

Trois autres expériences faites dans des conditions analogues avec du sulfite de sodium, du bisulfite de sodium et du sulfocyanate de potassium, nous ont donné des résultats analogues. Un mélange d'empois d'amidon, de craie, de fleur de soufre et d'un de ces sels, donne de l'hydrogène sulfuré au bout de quelques jours.

Quand on mélange 25 gram. de viande fraîche avec 1 gram. de sulfite de sodium dissous dans 50 gram. d'eau, on n'observe pas de dégagement d'hydrogène sulfuré après huit jours d'exposition à l'air à la température ordinaire ; mais si l'on ajoute du soufre à un mélange identique, l'acide sulfhydrique se dégage dès le deuxième jour.

CHAPITRE IV.

Des transformations de l'Hydrogène sulfuré dans l'intestin.

Que devient l'Hydrogène sulfuré formé physiologiquement ou anormalement dans le tube digestif?

Il s'en échappe par trois voies dont il est difficile de fixer les proportions relatives :

Une partie sort par l'anus avec d'autres gaz ;

Une deuxième partie est absorbée par le sang des vaisseaux sous-jacents de la muqueuse intestinale. Les expériences de Claude Bernard ne laissent aucun doute à cet égard. Ce savant a constaté que les poumons exhalaient de l'hydrogène sulfuré, à la suite d'une injection d'une solution de ce gaz dans le rectum ;

Enfin, une troisième partie réagit sur certains corps contenus dans les matières excrémentitielles.

Les analyses des matières du gros intestin ont décelé la présence des sels alcalins et alcalino-terreux, surtout des chlorures, des sulfates, des carbonates, des phosphates; on y trouve encore de l'albumine crue, des corps gras, des matériaux de la bile, etc.

Les sels à acides forts, tels que l'acide chlorhydrique, l'acide sulfurique, ne sont pas attaqués par l'hydrogène sulfuré; mais les carbonates et les phosphates basiques mis en présence d'une solution d'hydrogène sulfuré donnent des sulfures solubles, car on sait que ces corps se décomposent sous l'influence des acides les plus faibles.

Nous avons vérifié directement ces faits pour l'acide sulfhydrique en opérant de la manière suivante : Dans un tube à essai de 15 centim. de longueur, on verse 10 cent. cubes d'une solu-

tion très pure d'hydrogène sulfuré, puis on l'additionne de quelques gouttes de nitroprussiate de sodium, et enfin on jette au
fond du tube quelques fragments de la substance à essayer.
Quand il se produit une décomposition donnant naissance à un
sulfure alcalin, la substance s'entoure d'une auréole violette qui
tranche bien sur le fond généralement blanc du sel et sur la partie
supérieure du liquide, qui reste incolore. La solution saline res-
tant au fond et, ne se mélangeant que très lentement avec le
reste du liquide, la coloration obtenue est assez persistante.

Des nombreux essais que nous avons faits avec des sels alcalins et alcalino-terreux qui se trouvent dans l'organisme ou que
l'on emploie en thérapeutique, il résulte que :

Les chlorures, les bromures, les iodures, les sulfates, les azo-
tates, les phosphates monométalliques, les hypophosphites, et
les chlorates ne donnent pas de sulfure alcalin.

Au contraire, les sulfites, les hyposulfites, les phosphites, les
phosphates tri-métalliques et bi-métalliques, les arsénites, les
arséniates, le borax, les carbonates alcalins, alcalino-terreux, en
solution ou mis en suspension dans de l'eau chargée d'acide
sulfhydrique, sont partiellement décomposés avec formation d'un
sulfure correspondant. Les hyposulfites, les sulfites et les bisulfites alcalins donnent un dépôt de soufre très divisé.

Un grand nombre de sels à acide organique éprouvent la
même décomposition : tels sont le sucrate de calcium, le savon
(stéarate neutre de sodium ou de potassium), les tartrates neutres, le citrate de magnésium, le cyanure de potassium, le sulfocyanate de potassium, l'urate neutre de sodium.

Une partie de l'hydrogène sulfuré de l'intestin se transforme
donc en sulfure alcalin au contact des sels basiques des matières excrémentielles.

Nous allons rapporter ici quelques expériences que nous avons
faites au commencement de nos recherches, sur l'acide sufhy-

drique, quoiqu'elles s'écartent un peu du sujet principal. Nous avons examiné si le contact prolongé de ce gaz avec les matières albuminoïdes ne modifiait pas quelques-unes de leurs propriétés.

Nous voulions constater si le sérum sanguin ne pouvait se transformer, sous cette influence, en hydropisine qu'on trouve quelquefois abondamment dans la sérosité de l'ascite. Les résultats ont été absolument négatifs dans les conditions où nous avons opéré. Du sérum du sang de bœuf séparé des globules rouges a été saturé d'acide sulfhydrique, puis conservé pendant un mois et demi dans des flacons parfaitement bouchés, à la température de 15 à 20°. Après ce laps de temps, la liqueur, bien limpide, ne donnait aucun précipité, quand on la saturait par du sulfate de magnésium en poudre ; elle se coagulait par la chaleur seule. Nous avons fait aussi quelques expériences sur l'albumine d'œuf étendue d'eau. On sait depuis longtemps que l'albumine d'œuf dissoute dans neuf parties d'eau ne précipite plus quand on la porte à l'ébullition, mais donne une liqueur laiteuse. Nos essais ont été exécutés avec du blanc d'œuf additionné de neuf fois son volume d'eau ; le mélange a été battu, afin de réduire en pulpe les chalazes, puis filtré sur un filtre de papier.

On obtient ainsi une liqueur limpide, légèrement alcaline et jaunâtre, d'une densité de 1.005 environ.

Lorsqu'on la chauffe au bain-marie, elle devient un peu visqueuse et laiteuse ; elle donne en outre un faible précipité floconneux. (On en carbonise toujours un peu, si on la chauffe à feu nu.)

Cette liqueur laiteuse, mise au repos à l'abri de l'air, se condense à la longue en un coagulum gélatineux et volumineux ; la partie limpide supérieure ne contient ni albumine ni syntonine.

En saturant d'hydrogène sulfuré la liqueur albumineuse primitive, on obtient un liquide rougissant légèrement le papier bleu de tournesol. Cette solution albumineuse chauffée graduellement se coagule en flocons s'attachant aux parois du vase ; en même temps le liquide prend une teinte un peu plus foncée et devient plus alcalin qu'au commencement. Le liquide qui reste après coagulation, saturé par de l'acide acétique étendu, ne donne qu'un précipité insignifiant.

Pour bien réussir l'expérience, il faut que la liqueur soit bien saturée d'acide sulfhydrique et qu'on la chauffe assez rapidement. On est sûr de ne pas la manquer en opérant dans un flacon bien fermé ; dans ces conditions, on constate encore l'acidité du liquide après la coagulation de l'albumine.

Nous avons vu que l'albumine au 1/10 devient laiteuse quand on la chauffe au delà de 80°. Cette liqueur refroidie, puis saturée d'hydrogène sulfuré, ne subit aucune modification lorsqu'on la conserve à l'abri de l'air, elle se condense seulement avec le temps ; mais si on la chauffe, elle se coagule en flocons.

Quel est donc le rôle de l'acide sulfhydrique dans ce dernier cas ?

Il nous paraît physique, puisque la précipitation a lieu avec le temps sans le secours de l'hydrogène sulfuré ; son action est analogue à celle des sels neutres, tels que les chlorures, etc., qui précipitent l'albumine de cette liqueur à l'aide de la chaleur.

Une solution albumineuse additionnée d'une quantité suffisante de potasse ou de soude caustique ne se coagule plus quand on la porte à l'ébullition : l'albumine a été transformée en albuminate alcalin. Cette liqueur saturée d'acide sulfhydrique ne précipite ni à froid ni à chaud ; c'est une solution albumineuse alcaline sulfurée qui jouit de propriétés analogues à l'albuminate alcalin ordinaire, car elle précipite en flocons gélatineux légers, par l'addition d'un grand nombre de sels alcalins en poudre (carbonates alcalins, chlorures, etc., etc.)

En somme, l'hydrogène sulfuré paraît n'avoir aucune action sur le blanc d'œuf à la température ordinaire.

En résumé, on peut conclure que :

1° On ne peut admettre la théorie de Barbier, Krause, Gübler, etc., qui veut que le soufre ingéré se transforme directement en sulfure de sodium ou de potassium, sous l'influence des sels alcalins de l'intestin.

2° La fleur de soufre prise à l'intérieur se fluidifie en partie à l'état d'hydrogène sulfuré sous l'influence des matières alimentaires albuminoïdes, en voie de putréfaction. C'est M. Regensburger qui a le premier montré cette transformation du soufre.

3° Un mélange d'empois d'amidon contenant une petite quantité de gluten, de craie et de soufre, en voie de fermentation, dégage de notables quantités d'hydrogène sulfuré. Le soufre se combine avec l'hydrogène naissant produit par la fermentation butyrique de l'amidon.

4° Les bisulfites, sulfites, hyposulfites et sulfocyanates alcalins, ajoutés à des doses non massives à un mélange de soufre et d'empois d'amidon, n'empêchent pas la formation de l'hydrogène sulfuré.

5° Les hyposulfites pris à l'intérieur doivent produire de très petites quantités d'hydrogène sulfuré, par suite de leur décomposition partielle avec dépôt de soufre, sous l'influence des acides libres du suc gastrique.

MONTPELLIER, TYPOGRAPHIE ET LITHOGRAPHIE BOEHM ET FILS.